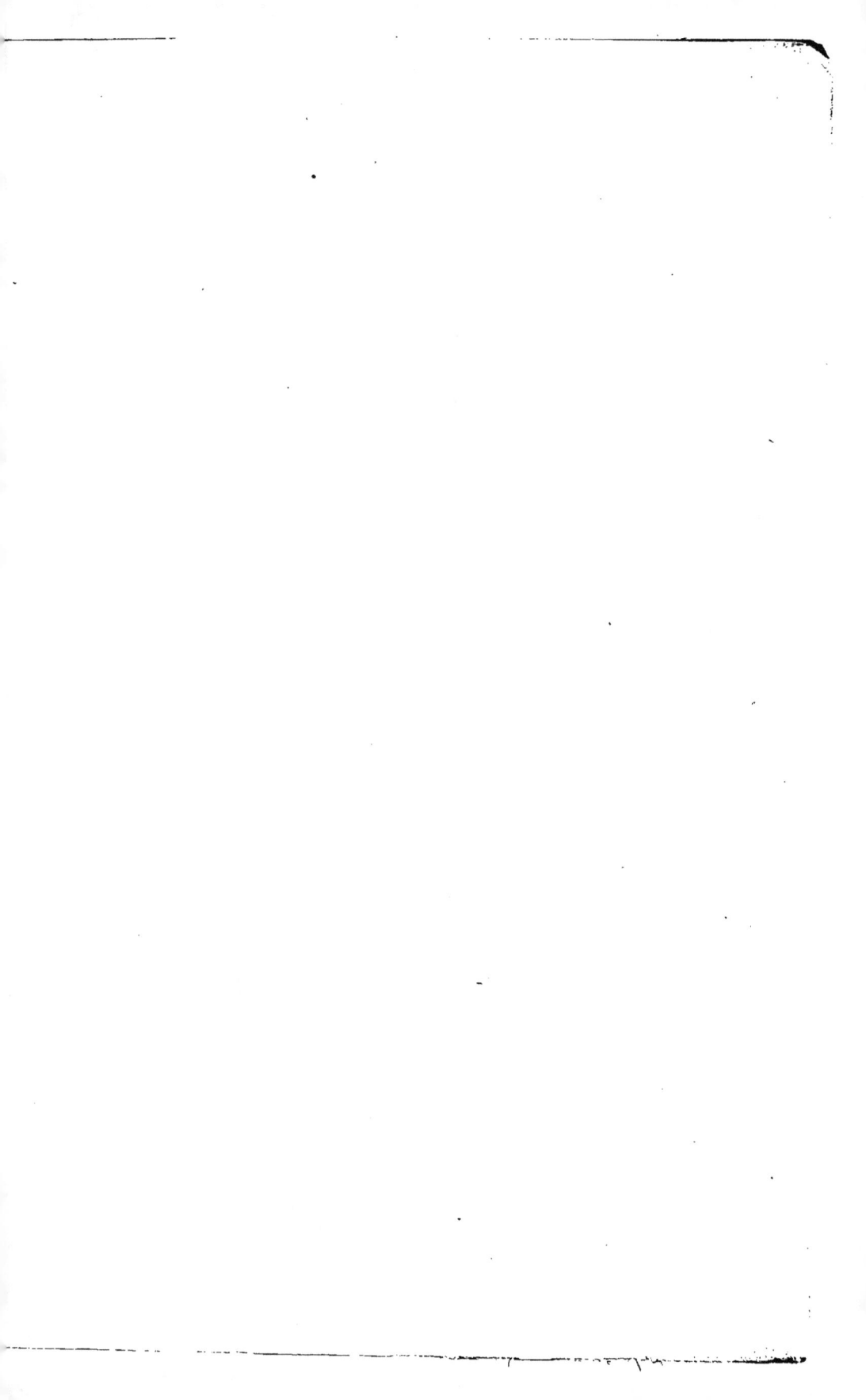

HYGIÈNE PUBLIQUE

COMMISSION SANITAIRE DE LA CIRCONSCRIPTION DE BESANÇON

ENQUÊTE

SUR LE BASSIN D'ALIMENTATION

DE LA SOURCE D'ARCIER

FAITE

PAR LA COMMISSION SANITAIRE

RAPPORTS

BESANÇON

IMPRIMERIE ET LITHOGRAPHIE J. MILLOT ET Cⁱᵉ

20, RUE GAMBETTA, 20

1906

RAPPORTS SUR L'ENQUÊTE

FAITE

PAR LA COMMISSION SANITAIRE

SUR LE BASSIN D'ALIMENTATION

DE LA SOURCE D'ARCIER

———

PREMIÈRE TOURNÉE : **Gennes, Nancray**

Etaient présents : MM. BAIGUE, JEANNOT, BOUTTERIN, VERNIER, FOURNIER.

Le 24 avril 1904, départ de la place Saint-Pierre, à sept heures du matin.

En passant à Morre, la commission constate que les prescriptions de la loi sur l'hygiène, relativement à l'écoulement des purins et l'envahissement de la voie publique par les fumiers, sont aussi peu respectées que dans l'immense majorité, pour ne pas dire la totalité des communes, et que le ruisseau qui va se déverser dans la cascade de l'Enfer constitue un véritable égout à l'air libre qui traverse une partie du village.

De Morre au Trou-au-Loup, la commission étudie sommairement l'allure géologique des couches du Lias et du Médiojurassique, qui constituent le substratum du plateau formant le bassin d'alimentation de la source d'Arcier, et constate la présence de la grande faille (faille de Montfaucon), qui met en contact le Lias (marnes imperméables) avec le Jurassique supérieur (calcaires) et joue un rôle si important dans l'hydrographie de la région.

Gennes. — Nous arrivons à *Gennes* vers huit heures et demie. Nous sommes reçus par M. le Maire, qui nous donne d'intéressants renseignements sur l'alimentation en eau du village.

ALIMENTATION EN EAU DU VILLAGE DE GENNES. — 1° *Source du Vernois*. — La principale alimentation en eau du village de Gennes est actuellement constituée par une petite source qui prend naissance au pied du *bois du Vernois*, à la limite entre les marnes oxfordiennes et le Rauracien. Le bassin d'alimentation de cette source étant entièrement boisé, inculte et inhabité, l'eau se trouve dans des conditions de pureté parfaites.

Malheureusement, le débit de la source étant faible, on a dû construire, à la partie supérieure du village, un réservoir pour emmagasiner les eaux; en arrière de ce réservoir se trouve la maison d'école. Notre stupéfaction a été grande en constatant que l'on avait creusé, *contre le mur même du réservoir, la fosse d'aisance* [1] *de l'école de filles !* La séparation entre les matières fécales et l'eau du réservoir, qui *est en contrebas*, n'est que de 1m10; la moindre fissure dans les parois de la chambre d'eau amènerait donc directement les *matières fécales* dans les eaux d'alimenta-

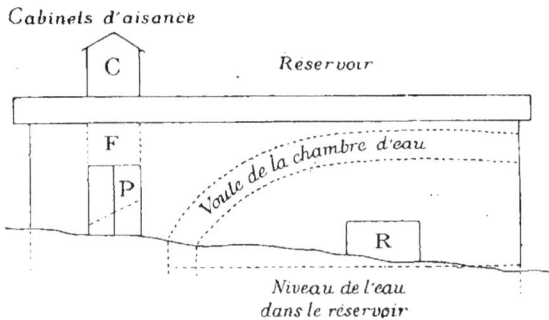

C, cabinets. — F, fosse d'aisance. — P, porte de vidange. — R, porte-regard du réservoir

tion ! De plus, une porte de vidange P donne accès dans la fosse dont les produits s'écoulent facilement à l'extérieur et, suivant la pente du terrain, peuvent, en temps de

[1] 16 personnes font usage de ces cabinets.

grandes eaux, se déverser dans l'eau du réservoir situé à un niveau inférieur.

Tous les membres de la commission ont été unanimes à reconnaître que la **suppression immédiate** de ces cabinets s'imposait et qu'il fallait en outre, pour empêcher l'introduction des eaux superficielles dans le réservoir, élever le seuil de la porte-regard R et assurer l'écoulement des eaux de la route dans une rigole assez profonde, traversant normalement la route

2° *Puits de la Vieille-Fontaine.* — Antérieurement au captage de la source du Vernois, la partie inférieure du village était alimentée par un puits, dit Puits de la Vieille-Fontaine, qui reçoit une grande partie des eaux résiduelles du village et qui recevait aussi autrefois l'apport d'un drainage fait dans une prairie voisine.

Les eaux de ce puits sont *très dangereusement contaminées;* en 1856 éclata une épidémie de typhoïde qui fit *33 victimes parmi les habitants* qui en faisaient usage.

Les membres de la commission émettent l'avis que l'usage des eaux de ce puits soit interdit pour l'alimentation et, dans le but de rendre cette interdiction effective, MM. Jeannot et Fournier proposent que *le bec de jet de la pompe soit abaissé au niveau de l'auge de l'abreuvoir*, de façon à rendre impossible le remplissage de tout récipient à l'aide de cette eau.

EVACUATION DES EAUX RÉSIDUELLES DU VILLAGE DE GENNES. — Toutes les eaux résiduelles du village se déversent dans une combe et finissent par être absorbées par les diaclases (fissures) du sous-sol; il serait donc nécessaire que ces eaux soient collectées par un fossé et déversées dans la plaine d'alluvions ou dans les argiles à chailles au sud du village.

A l'extrémité sud de la combe, se trouve le creux de *la Crôle*, sorte de petit étang marécageux que l'on a jadis essayé de drainer en créant aux eaux un exutoire à l'aide d'un trou de barre à mine. Malheureusement, le sous-sol est constitué par le calcaire rauracien qui est superposé aux marnes oxfordiennes imperméables, qui constituent un niveau aquifère. Il en résulte que le trou de barre à mine,

au lieu de faire écouler les eaux, en a amené de nouvelles ;
ces eaux stagnantes ne sont éliminées que par infiltration
lente dans les fissures du sol.

CAUSES DIVERSES DE CONTAMINATION INTÉRESSANT ARCIER. —
Le *cimetière* du village de Gennes est situé sur un escar-
pement rauracien au-dessous duquel jaillit, en grandes
eaux, une petite source provenant du drainage du cimetière

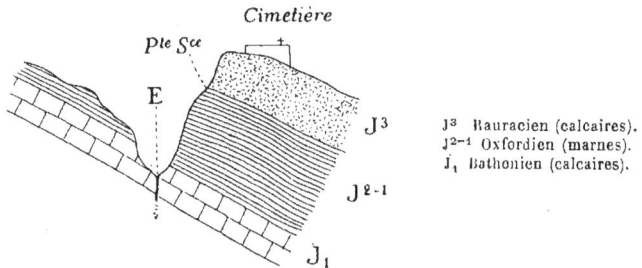

Cimetière

J³ Rauracien (calcaires).
J²⁻¹ Oxfordien (marnes).
J₁ Bathonien (calcaires).

et venant se perdre dans un entonnoir E. Cet entonnoir,
ainsi que tous ceux qui sont situés plus à l'est, *fait partie
du bassin d'alimentation de la source d'Arcier*.

Il importerait donc de déplacer le cimetière et de le construire à un kilomètre environ au midi du village ; il serait
ainsi placé en dehors de la zone des entonnoirs d'absorption
et l'épaisseur des argiles à chailles s'opposerait à la pénétra-
tion directe des produits de décomposition des cadavres.

Tous les *gouffres* situés dans la combe à l'E.-N.-E. de Gennes absorbent plus ou moins d'eau en temps de pluie. Il
faudrait, comme le propose M. Jeannot, les entourer de murs
et les protéger par un treillage, de façon à éviter d'une manière absolue le jet des bêtes mortes et autres immondices.

Le gouffre du bois de Gennes, qui fut comblé en 1871 dans
les conditions que j'ai relatées dans mon rapport sur la
contamination des eaux d'Arcier, est aujourd'hui débou-
ché ; il faudrait achever son comblement ou le protéger
également d'une manière efficace.

Enfin, M. le Maire nous a déclaré que toutes les *bêtes
mortes* de la commune étaient actuellement enfouies dans
le *bois de la Côte*, au nord du village. Or, le sol de ce bois
est peu profond ; son sous-sol est calcaire, très fissuré et

fait directement partie du bassin d'alimentation de la source d'Arcier. Il serait donc urgent d'interdire ce lieu d'enfouissement et de désigner, pour cet usage, un point situé à 1 kilomètre environ au sud du village, dans les argiles à chailles, qui constituent un sol épais et relativement imperméable.

CONCLUSIONS RELATIVES A GENNES. — En résumé, les améliorations à réaliser dans le village de Gennes sont les suivantes :

1° **Suppression immédiate de la fosse d'aisance établie contre le mur du réservoir ;**

2° *Interdiction pour l'alimentation des eaux du puits dit de la « Vieille-Fontaine »; abaissement du bec de jet à un niveau inférieur au trop plein de l'auge ;*

3° *Construction d'un fossé collecteur et épandage des eaux résiduelles dans un sol approprié ;*

4° *Déplacement du cimetière, qui serait reporté à 1 kilomètre plus au sud, dans les argiles à chailles* (Vœu);

5° **Protection des gouffres situés dans la combe, à l'E.-N.-E. du village et dans le bois, au nord de cette combe ;**

6° **Interdiction d'enfouir les bêtes mortes dans le bois de la Côte. L'emplacement désigné serait situé au sud du village, dans un sol suffisamment profond ;**

7° *Application rigoureuse des prescriptions de la loi sur l'hygiène, notamment en ce qui concerne les fumiers et l'établissement des latrines avec fosse étanche.* (Vœu.)

(A la lecture du rapport, ces conclusions sont adoptées par la commission.)

Nancray. — *Le ruisseau de Nancray, ses pertes, son origine.* — La commission se transporte ensuite à Nancray et va d'abord examiner les points d'absorption du ruisseau qui, comme on le sait, communiquent avec le réseau souterrain qui alimente la source d'Arcier directement et dont l'épuration, au moins à certains moments, est très insuffisante. Un prélèvement pour l'analyse bactériologique est effectué en aval du moulin.

La commission constate ensuite que le débit du ruisseau reste entier tant que les eaux circulent sur les marnes oxfordiennes et que les eaux commencent à se perdre, progressivement, dans des entonnoirs multiples, dès qu'elles rencontrent le calcaire bathonien fissuré.

M. Jeannot nous fait remarquer que l'emplacement des entonnoirs d'absorption varie chaque année, les uns accentuant leur creusement, d'autres se comblant au contraire, tandis que s'ouvrent des entonnoirs nouveaux.

Nous constatons qu'à l'entrée de certains entonnoirs, l'eau est stagnante, recouverte d'une couche d'écume et que la macération des substances végétales y est combinée à l'apport des matières organiques en décomposition.

Tous les membres de la commission sont unanimes à reconnaître que le ruisseau de Nancray constitue, pour la source d'Arcier, une cause de contamination d'*une gravité telle qu'il est impossible de laisser subsister les choses en l'état actuel.*

M. Jeannot nous expose sommairement les grandes lignes de son projet de détournement des eaux de Nancray.

Il est évident que la suppression du ruisseau de Nancray améliorerait la source d'Arcier : tout le monde est d'accord sur ce point ; mais cette mesure serait-elle efficace ? Telle est la question que nous ne pourrons discuter que lorsque la commission aura terminé l'étude *de tout le bassin d'alimentation d'Arcier.*

La commission revient ensuite au village ; elle visite le lavoir n° 3, alimenté par une source contaminée et qui déverse ses eaux résiduelles dans le ruisseau de Nancray ; puis le lavoir n° 2, alimenté par une source gravement contaminée par des purins ; enfin le lavoir n° 1, source principale du ruisseau.

Les eaux de ces trois lavoirs dans lesquels, *en temps d'épidémie, on vient laver le linge des typhiques,* forment, par leur réunion, le ruisseau de Nancray, dont nous venons d'examiner les points d'absorption.

Après déjeuner, nous nous livrons à une enquête sur l'alimentation en eau du village, l'évacuation de ses eaux résiduelles et les causes de contaminations spéciales pouvant résulter de l'existence d'établissements insalubres.

Alimentation en eau. — Le village de Nancray est alimenté en eau par les sources du *Fontenis*, celles des *lavoirs* nᵒˢ *1, 2 et 3* et par des puits.

Source du Fontenis. — La source du Fontenis proviént du Rauracien; son bassin d'alimentation est boisé, inculte et inhabité; elle est donc dans d'excellentes conditions. Des analyses bactériologiques antérieures ont donné un bon résultat.

La commission prélève un nouvel échantillon dans une fontaine alimentée par cette source : l'analyse a donné un bon résultat. (Voir le rapport de M. Maréchal.)

La *source du lavoir nᵒ 1* est contaminée par des cultures, par des maisons situées en amont, enfin, comme nous le verrons tout à l'heure, par la porcherie Saint-Hillier. La commission constate que les abords du lavoir nᵒ 1 sont inondés grâce à la négligence incompréhensible de la municipalité et, de plus, dans un état de malpropreté extrême.

Nous prélevons un échantillon d'eau dans le ruisseau, en aval du lavoir nᵒ 1; l'analyse bactériologique de cet échantillon a donné un résultat permettant de déclarer cette eau *très dangereuse.*

La *source du lavoir nᵒ 2*, que l'on appelle aussi quelquefois *source de la Roche*, a tout son bassin d'alimentation *couvert de fumiers;* en grandes eaux le purin entre directement dans le captage. Les cas de typhoïde ont été particulièrement nombreux au voisinage de cette source.

La commission a prélevé un échantillon qui a donné à l'analyse un très mauvais résultat.

La *source du lavoir nᵒ 3* serait, dit-on, alimentée par la même nappe que celle du lavoir nᵒ 1; la structure géologique rend cette hypothèse vraisemblable. Cette source est donc encore contaminée. Elle ne sert à l'alimentation que d'une façon accidentelle.

Ainsi donc, les eaux des trois sources qui forment l'apport principal du ruisseau sont *déjà contaminées dès leur origine* et, de plus, toutes les eaux résiduelles du village, des lavoirs, etc., viennent converger dans le thalweg du ruisseau qu'elles forment; on ne saurait donc se faire illusion *sur la gravité extrême de la contamination des eaux de ce ruisseau.*

*

Puits. — Un certain nombre de puits sont à sec pendant toute l'année, et c'est en vain que nous essayons de pomper de l'eau dans l'un d'eux situé à peu près au centre du village. Tous ces puits, par leur situation même dans le calcaire fissuré, au milieu des habitations, sont *gravement contaminés*. Seul, le *puits du haut du village*, qui a 24 mètres de profondeur et va ainsi puiser l'eau dans la nappe même qui alimente la source, mais en amont de la plupart des maisons, peut échapper à une partie des causes de contamination.

La commission en prélève un échantillon qui donnera peut-être un résultat passable, bien que la proximité relative du cimetière le rende *extrêmement suspect*. Les habitants prétendent que, pendant les épidémies de typhoïde, les personnes qui ont fait usage de l'eau de ce puits ont échappé à la maladie.

Etablissements insalubres. — *Laiterie Saint-Hillier.* La commission visite la laiterie Saint-Hillier et constate que les eaux résiduelles sont déversées dans une fosse étanche, que l'on vide très fréquemment et dont on va répandre les produits au loin. Une deuxième laiterie, située en contrebas de la première et au-dessus du ruisseau, déverse dans le pré qui conduit au ruisseau ses eaux résiduelles ; dans ce pré se déversent aussi des cabinets d'aisance.

La *porcherie Saint-Hillier* est établie dans une combe au-dessous de laquelle passe, à six mètres seulement en contrebas, le ruisseau souterrain alimentant le lavoir n° 1. L'emplacement est donc choisi comme à dessein pour obtenir le *maximum de contamination de la source.* Si, comme l'a proposé M. Jeannot, la ville de Besançon captait en galerie les eaux de la source n° 1, pour les soustraire à leurs causes de contamination, *la suppression de la porcherie Saint-Hillier serait de toute nécessité.*

A l'extrémité de la même combe se trouve le cimetière, placé lui aussi sur le parcours d'une partie des eaux souterraines et qu'il faudrait dans ce cas déplacer.

Conclusions relatives a Nancray. — 1° Les causes de contamination du ruisseau de Nancray sont d'une **gravité** *telle* que, si l'on veut continuer à se servir des eaux d'Arcier pour l'alimentation, la suppression de l'état actuel s'impose. (Vœu.)

2° Parmi les eaux d'alimentation de Nancray, *seule la source du Fontenis est potable*, le puits supérieur très douteux; *toutes les autres dangereuses* comme eau de boisson. — Adopter le dispositif indiqué pour Gennes. (Voir page 7, 2°.)

3° L'emplacement de la *porcherie Saint-Hillier* et du *cimetière* sont *déplorablement choisis*. Si l'on veut utiliser la source n° 1, il faudra les déplacer.

4° D'une façon générale, *aucune des prescriptions relatives à l'hygiène* n'est suivie dans le village de Nancray et l'on ne peut s'étonner que d'une chose, c'est que la typhoïde n'y soit pas encore plus fréquente.

(Ces conclusions sont adoptées par la commission, à la lecture du rapport.)

2ᵉ Tournée : **La Vèze, Mamirolle, Saône**

Le dimanche 19 juin 1904, départ de la place Saint-Pierre à sept heures un quart.

Présents : MM. Baigue, Jeannot, Vernier, Boutterin et Fournier.

La Vèze. — La commission examine la source de la Vèze. Cette source, située en contrebas du village, est contaminée, en grandes eaux, par les purins et eaux résiduelles des maisons; elle jaillit dans les alluvions sableuses provenant de la décalcification des calcaires siliceux du Rauracien. La partie supérieure du village est située sur le Rauracien, qui est très fissuré et dont les fissures absorbent les eaux contaminées. Le cimetière, situé à 50 mètres de la source, paraît faire partie accessoirement de son bassin d'alimentation.

Nous prélevons un échantillon des eaux de cette source (voir le rapport de M. Maréchal).

Il est à noter que le prélèvement a été fait en temps de sécheresse.

Les eaux du village de la Vèze s'écoulent vers le marais
en suivant des rigoles qui les amènent, en dernière analyse, dans le ruisseau de la Vèze, qui est absorbé par le
Creux-sous-Roche.

Source d'Aglans. — La commission va ensuite visiter
une petite source (source de la Petite-Goulisse), que la ville
est en train de capter. Cette source jaillit dans les argiles
sableuses de décalcification du Rauracien, qui reposent en
sous-sol sur les marnes oxfordiennes. Le bassin d'alimentation de cette source est boisé, inculte et inhabité ; le sol
est recouvert d'une épaisse couche filtrante, les eaux sont
donc dans des conditions parfaites. Une expérience de coloration a montré à M. Jeannot qu'une partie des eaux de
la source de la Petite-Goulisse allaient ressortir en aval
dans la source des Etançons, qui appartient à la commune
de la Vèze.

Un peu plus à l'ouest, et faisant partie du même groupe
hydrologique, se trouvent les sources de la Grande-Gou-
lisse et du Tronc, qui font partie des captages d'Aglans et
se trouvent également dans de bonnes conditions hygié-
niques.

De là, la commission se rend au bief d'Aglans, où jail-
lissent, à la limite entre le Rauracien et l'Oxfordien, les
sources qui alimentent le village de Saône. Le captage est
dans un pré en pente assez forte ; il serait bon de créer,
autour de ce captage, une zone de protection, afin d'empêcher l'épandage du fumier au voisinage des châteaux d'eau ;
à part cela, il n'y a aucune cause de contamination dans le
bassin de ces sources.

Dans une prairie, en contrebas du captage, la commission constate la présence d'un regard recouvert d'une pla-
que de fonte carrée. Ce regard est noyé par les eaux contaminées du ruisseau et du pré qui le borde ; bien que les
conduites qui le traversent nous aient paru étanches, il
serait préférable d'assurer l'écoulement des eaux stagnantes qui envahissent ce regard.

La commission visite ensuite les sources de la Grange-
Saint-Antoine, faisant partie du captage d'Aglans.

La source de la Buvette pourrait, à certains moments,

recevoir le purin s'écoulant du fumier que le propriétaire
de la Grange-Saint-Antoine a placé près du chemin; il serait nécessaire de faire déplacer ce fumier de façon à ce
que l'écoulement du purin ait lieu sur l'autre versant; ce
fumier devrait être placé sur un béton étanche; la fosse à
purin, également étanche, devrait avoir un volume suffi-
sant pour ne jamais déborder à l'extérieur. Il serait urgent
de faire observer toutes ces mesures de protection; les
sources d'Aglans étant les seules potables que Besançon
possède, il importe au plus haut point de les préserver.

La source principale sert de point de départ à la conduite
et reçoit toutes les autres. La ville projette d'effectuer près
de cette source un drainage pour la débarrasser du voisinage d'eaux stagnantes un peu marécageuses.

En résumé, la commission a constaté que le bassin d'alimentation des eaux d'Aglans était dans de bonnes conditions et que *seule, la ferme de la Grange-Saint-Antoine
pouvait, à certains moments*, apporter une cause de contamination (facile d'ailleurs à éviter) à l'une des sources.

Mamirolle. — A Mamirolle, à cinquante mètres environ du cimetière, nous prélevons un échantillon dans une
citerne qui alimente une maison où il y a eu, l'année dernière, un cas de typhoïde. Les infiltrations des eaux du
cimetière peuvent pénétrer dans la citerne dont la voûte
est fissurée. Or, avant que le cas de typhoïde ne se soit
déclaré, on avait précisément enterré un typhique dans le
cimetière.

Nous prélevons un autre échantillon dans la citerne de
la maison Caricand. Cette citerne est placée en contrebas
de la maison, dont elle peut recevoir des infiltrations. La
voûte de cette citerne a été réparée. On a construit, en
outre, un béton étanche dans le sous-sol de la volière.

La source de Vesson ou Vassoncle est une résurgence
vauclusienne. D'après les expériences de coloration de
M. Jeannot, les eaux des fontaines supérieures ne se déver-
seraient pas dans le réseau souterrain de la fontaine de
Vesson.

Nous avons pénétré jadis dans la grotte d'où la source
est issue. Cette cavité est accessible sur une trentaine de

mètres, et, s'il était possible de faire baisser davantage les eaux, on pourrait pénétrer encore plus loin. Il y a trois ans, un petit gouffre s'était ouvert dans le bassin d'alimentation de la source, près de la ligne du chemin de fer; ce petit gouffre renfermait un filet d'eau se dirigeant vers la source. Le bassin d'alimentation étant constitué par des calcaires fissurés et comprenant une grande partie des habitations du village, la source est certainement contaminée.

Le village de Mamirolle est encore alimenté par une petite source qui jaillit à gauche de la route de Mamirolle à Trépot, sur la limite du bois, à la partie supérieure des marnes oxfordiennes, sur le tracé même de la faille; cette petite source est de très bonne qualité, malheureusement trop peu abondante.

Les eaux de la source de Vesson se perdent dans un entonnoir. Les expériences de coloration de M. Jeannot ont montré qu'elles se retrouvent au Creux-sous-Roche et que, par conséquent, elles contribuent à la contamination des eaux d'Arcier. Si l'on veut résoudre le problème de l'amélioration de cette source, il faudra donc filtrer ou stériliser les eaux résiduelles de Mamirolle.

Saône. — Le village de Saône est alimenté par la source du bief d'Aglans, examinée dans la matinée par la commission, et par la source du grand Saône, qui est une résurgence provenant en partie de Gonsans. (Expériences de coloration de M. Jeannot.) Elle est donc contaminée à son origine. De plus, en arrivant à Saône, elle reçoit très probablement le produit des fosses d'aisance du château.

A sa sortie du calcaire rauracien, cette source sert de *lavoir*, puis elle se perd dans le sol pour reparaître, comme l'ont montré mes expériences et celles de M. Jeannot, au Creux-sous-Roche. Dans son trajet souterrain, elle passe constamment en contrebas des villages du Grand et du Petit Saône, envers lesquels elle joue le rôle de grand collecteur.

Sur le trajet existent des regards naturels permettant d'accéder au cours d'eau souterrain ; ces regards qui rejettent de l'eau par les grandes pluies, en absorbent au moment où la crue commence à diminuer.

La commission prélève un échantillon à la source du Grand Saône (voir le rapport de M. Maréchal), visite la fromagerie qui n'est plus aujourd'hui qu'un entrepôt, mais qui constituerait un très sérieux danger si elle était un jour rouverte, surtout dans les conditions défectueuses où elle se trouve, et se rend au Petit Saône, à la maison Maire où existait à ce moment un cas de typhoïde. Cette maison étant à proximité du Creux-sous-Roche, ce cas constituait un très grave danger pour la source d'Arcier. On avait indiqué aux parents du malade toutes les précautions à prendre pour stériliser les selles et les linges du typhique et l'on avait mis à leur disposition les produits nécessaires : cristaux de soude, sulfate de cuivre, chaux et bichlorure; mais il est bien difficile de s'assurer que cette stérilisation soit faite d'une façon consciencieuse : les linges du typhique *étaient lavés* au ruisseau; est-il possible d'affirmer qu'ils auront toujours bien subi la désinfection préalable? En tout cas, il peut toujours venir un moment où la surveillance se relâche et je fis observer, pour ma part, qu'il y avait là un danger sérieux et qu'il serait indispensable de prévenir la population [1]. Aucun cas consécutif n'a été heureusement constaté à Besançon.

Nous visitons ensuite les fosses, vastes effondrements jalonnant des cavités souterraines au sud du Creux-sous-Roche.

Au Creux-sous-Roche, nous voyons se réunir le ruisseau venant de la Vèze et le ruisseau souterrain qui vient de Saône.

Les eaux du Creux-sous-Roche vont en partie vers la vallée de la Loue (sources du Maine et de l'Ecoutot), en partie à Arcier (expérience de M. Jeannot). C'est cette dernière partie qui nous intéresse d'une façon spéciale.

La commission a pu constater que la contamination du ruisseau de Saône était grave, sans être pourtant un danger aussi sérieux, à beaucoup près, pour les eaux d'Arcier que celle du *ruisseau de Nancray*. Si l'on adopte le projet de détournement du ruisseau de Nancray, proposé par M. Jeannot

---

[1] Cette précaution a été prise en temps voulu.

pour améliorer Arcier, il faudra donc aussi détourner les eaux du Creux-sous-Roche, contaminées par Saône, Mamirolle, la Vèze et Gonsans, ou bien filtrer ou stériliser ces eaux.

En temps de grandes eaux, les analyses de M. Maréchal ont montré que l'on *retrouve à la source les* **mêmes espèces** microbiennes que dans les ruisseaux de Saône et de Nancray et entre autres le *B. coli*, le *B. prodigiosus, B. mesentericus*, etc., espèces caractéristiques des matières fécales.

La commission prélève un échantillon de l'eau engouffrée par le Creux-sous-Roche; l'analyse a montré que cette eau était très contaminée (voir p. 23), la commission émet l'avis qu'il y aurait lieu de faire une série d'analyses contradictoires et d'expériences à la levure de bière pour élucider la question de filtration.

Conclusions relatives à Saône. — La commission propose de réaliser à Saône les améliorations suivantes :

1° Suppression des latrines actuelles du château qui se déversent directement dans le cours d'eau, et leur remplacement par des fosses étanches fermées;

2° Interdire le lavage en cas de typhoïde.

3ᵉ Tournée. — **Gonsans, Naisey** (10 juillet)

Gonsans. — La commission examine les trois fontaines qui alimentent le village :

1° Fontaine de la Planchette;
2° Fontaine du Pied-du-Mont;
3° Fontaine de Vezain.

Toutes trois sont alimentées par des sources de bonne qualité, ne présentant aucune cause de contamination [1]; aussi la fièvre typhoïde paraît à peu près inconnue dans le village de Gonsans.

Le trop-plein de ces fontaines se perd dans les fissures

[1] Sources Sous-le-Mont, Trasampré et le Vivier.

du calcaire bathonien. M. Jeannot, en colorant ce trop-
plein, a constaté que les eaux de Gonsans allaient ressortir en majeure partie à Pont-les-Moulins et à Bléfonds,
une faible partie à Nancray, à la source du Grand Saône et
à Arcier, enfin une dernière partie à Bouclans et à Osse(1).
Or, ces eaux résiduaires entraînent avec elles les purins
et toutes les immondices du village. Il y a donc là une
cause de contamination qui, pour ne pas être comparable
à celles occasionnées par Nancray et par Saône, n'est pourtant pas négligeable.

On pourrait canaliser le trop-plein de ces fontaines jusqu'en aval du village, afin d'éviter l'entraînement des
purins, par leurs eaux.

Naisey. — A Naisey, la commission constate que le
lavoir de la petite fontaine, à droite de la route, en arrivant
de Gonsans, est extrêmement mal tenu : les eaux de ce
lavoir se perdent dans un pré et vont rejoindre souter-
rainement le trop-plein de la fontaine principale. Ces eaux,
colorées à la fluorescéine par M. Jeannot, sont allées ressortir en partie à Nancray, en partie au Creux-sous-Roche
et ensuite à Arcier.

Il y a là une cause grave de contamination, car ces eaux
reçoivent tous les purins du village.

Naisey est alimenté par deux sources : celle de la Grande-
Fontaine et celle de Toulangin.

Au réservoir de la Grande-Fontaine, nous avons pu constater que le captage était très mal protégé et que les eaux
de la route pouvaient pénétrer dans le réservoir. Il y aurait
donc lieu d'engager la commune à modifier le captage et
à créer une zone de protection autour de la source, qui
est captée en plein terrain cultivé.

---

(1) Ces deux dernières localités n'appartiennent pas à la zone d'alimentation d'Arcier.

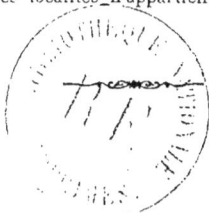

Conclusions générales (1)

1° Il est aujourd'hui acquis et démontré, par des expé riences précises, que *tout le territoire compris entre la vallée du Doubs* et la *grande faille*, qui part de Gonsâns et passe au sud de Naisey et de Mamirolle pour aboutir au Gratteris, *fait partie du bassin d'alimentation de la source d'Arcier.*

2° Ce bassin englobe donc les communes de :

La Vèze.	287	habitants.
Saône	622	—
Mamirolle.	472	—
Gennes	189	—
La Chevillotte. . .	66	—
Nancray	506	—
Granges-Vienney . .	55	—
Naisey	516	—
Gonsans	502	—
Total . . .	3.215	habitants.

Une partie des eaux usagées par une population de 3.215 habitants au moins *contribue donc à la contamination de la source d'Arcier.*

3° Sur ces neuf communes, *cinq au moins sont alimentées par des eaux, les unes médiocres, les autres dangereuses* (voir les rapports de M. Maréchal) et deux d'entre elles (Nancray et Saône) présentent *fréquemment des cas de typhoïde.*

4° Le sous-sol du bassin d'alimentation est *essentiellement calcaire*, largement fissuré ; les eaux y circulent librement dans des galeries souterraines, *sans épuration suffisante.*

5° Deux cours d'eau *très gravement contaminés* (voir les analyses de M. Maréchal) : le ruisseau de Nancray et le ruisseau du Creux-sous-Roche, se perdent dans ce bassin

---

(1) Les desiderata formulés par la commission pour chaque cas particulier ont été énumérés au cours du présent rapport.

d'alimentation *pour venir ressortir, sans épuration suffisante, à la source d'Arcier.*

6° Il existe une *relation indubitablement constatée* entre les *cas de typhoïde de certains villages du plateau de Nancray et de Saône* et ceux qui se déclarent, dans le réseau d'Arcier, *à Besançon.*

7° La suppression du ruisseau de Nancray améliorerait, dans une très large mesure, la qualité des eaux d'Arcier, mais il y a en outre à envisager que, dans certaines conditions, les eaux du Creux-sous-Roche, ainsi que les eaux usagées et de ruissellement des villages compris dans la zone d'alimentation, se déversent en partie à Arcier.

Le moyen qui donnerait un résultat plus certain pour rendre l'eau d'Arcier potable, serait de la filtrer ou de la stériliser en ville, entre la source et la distribution.

Une autre solution consisterait à assurer l'alimentation de Besançon à l'aide d'eau potable provenant soit de sources à trouver, soit des lacs de la région, soit des nappes d'alluvions.

8° La commission exprime le regret que le Conseil général ait cru devoir refuser la subvention qui lui avait été demandée pour l'exécution des expériences à la levure de bière, à Saône et à Nancray, expériences qu'elle considère comme intéressant, au plus haut point, non seulement les habitants de la ville de Besançon, mais ceux du département tout entier appelés, pendant leur séjour dans cette ville, à courir les mêmes risques.

9° La commission a visité également le bassin d'alimentation de la *source d'Aglans;* elle a constaté que ce bassin est en grande partie boisé, inculte et ne renferme *qu'une seule habitation :* la Grange-Saint-Antoine.

Le sol est recouvert d'argiles à chailles formant un excellent filtre : *l'eau d'Aglans ne saurait donc être comparée à l'eau d'Arcier* et l'on peut sans restriction en recommander l'usage.

10° La ferme de la Grange-Saint-Antoine, seule cause possible de contamination de l'eau d'Aglans, *devra être mise en demeure d'assurer l'écoulement de ses eaux résiduelles et purins,* en canalisation étanche, jusqu'en aval de la source. *Le rapporteur :* E. FOURNIER.

Vu et adopté après discussion et amendements de MM. Jeannot et Baudin.

Besançon, le 8 mars 1906.

POUR LA COMMISSION SANITAIRE DE BESANÇON :

Le vice-président, Dr BAIGUE.

Le secrétaire, Dr BAUDIN.

LABORATOIRE DE BACTÉRIOLOGIE DE BESANÇON

Analyses bactériologiques de différentes eaux du plateau de Nancray

1° *Ruisseau de Nancray en aval du moulin.*
2° *Ruisseau de Nancray en aval du lavoir n° 1.*
3° *Fontaine en amont du lavoir n° 2.*
4° *Puits du haut du village.*
5° *Source du Fontenis.*

Les échantillons de ces différentes eaux sont transmis au laboratoire le *24 avril 1904* dans de bonnes conditions, glace non complètement fondue.

1° Ruisseau de Nancray en aval du moulin

ANALYSE QUANTITATIVE. — Malgré une dilution considérable, la numération des bactéries dans cette eau est rendue impossible, même au bout de 48 heures, par suite du nombre considérable de bactéries liquéfiantes qu'elle contient.

ANALYSE QUALITATIVE. — 1° Recherche des espèces du *groupe du bacillus Coli et au b. d'Eberth.* — Cette recherche a mis en évidence la présence en quantité notable du bacillus Coli virulent (1), indiquant une contamination directe par les matières fécales.

2° Cette eau renferme, en outre, des espèces très suspectes, lorsquelles sont en grande quantité comme dans le cas présent; tels sont :

Le *Bacillus fluorescent liquéfiant*.
Le *B. termo* ;
Le *B. violaceus*.

Ces espèces indiquent une contamination par des fumiers. Enfin notons parmi les saprophytes vulgaires :

Le *Bacillus subtilis* (en grande quantité);
Le *B. luteus* et *citreus.*

(1) Cette virulence a été notamment étudiée par l'expérimentation physiologique et la mise en évidence de tous les caractères de cette espèce, formation d'H²S, d'Indol en quantité notable, etc.

CONCLUSION. — Cette eau est *extrêmement contaminée* et reçoit, outre des apports superficiels, des produits de fumiers et des *matières fécales*. — **Eau très dangereuse.** (Voir les conclusions générales.)

2° Ruisseau de Nancray en aval du lavoir n° 1

A. QUANTITATIVE. — La numération (1) faite huit jours après l'ensemencement a donné 6.750 bactéries aérobies au centimètre cube.

A. QUALITATIVE. — 1° *Espèces pathogènes.* — Cette recherche a montré la présence du bacillus Coli virulent.

2° *Espèces suspectes.* — Mêmes espèces que pour la source précédente :

> B. fluorescent liquéfiant;
> B. violaceus;
> B. termo;
> B. subtilis.

CONCLUSION. — Eau **très contaminée par des matières fécales** et des fumiers.

3° Fontaine en amont du lavoir n° 2

A. QUANTITATIVE. — 175 bactéries aérobies au centimètre cube.

A. QUALITATIVE. — 1° *Espèces pathogènes.* — Bacillus Coli virulent.

2° *Espèces suspectes et saprophytes :*

> B. fluorescens liquefaciens;
> B. subtilis;
> M. urens;
> M. aquatilis;
> Levure jaune.

CONCLUSION. — **Eau contaminée par des matières fécales.**

4° Puits du haut du village

A. QUANTITATIVE. — 185 bactéries aérobies au centimètre cube.

A. QUALITATIVE. — La recherche des espèces pathogènes a donné un résultat négatif.

Espèces saprophytes :

> B. virens;
> B. subtilis;
> M. luteus;
> M. amontiacus;
> M. albus.

CONCLUSION. — Eau bonne au point de vue bactériologique.

(1) Numération prématurée à cause du grand nombre de bactéries.

5° Fontaine du Fontenis

A. QUANTITATIVE. — 64 bactéries au centimètre cube.
A. QUALITATIVE. — Cette recherche a donné un résultat négatif.
Nous notons seulement la présence de :
B. fluorescens liquefaciens et de B. violaceus peu nombreux.
CONCLUSION. — Eau bonne au point de vue bactériologique.

Conclusions générales

Des cinq eaux examinées au point de vue bactériologique, il résulte que **trois d'entre elles** sont très contaminées par les fumiers et les matières fécales, ce qui les rend **extrêmement dangereuses** au point de vue de la transmission des maladies épidémiques, telles que la typhoïde et le choléra. — Ce sont : 1° les *eaux du ruisseau de Nancray* en aval du moulin ; — 2° le *ruisseau de Nancray en aval du lavoir n° 1 ;* — 3° la *fontaine en amont du lavoir n° 2.* — De ces trois, ce sont les deux premières qui sont le plus contaminées.

L'analyse des *eaux du puits du haut du village*, ainsi que celles de la *source du Fontenis*, a montré qu'elles ne sont pas contaminées.

Besançon, le 6 mai 1904.

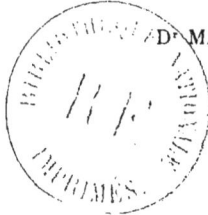

Dr MARÉCHAL.

Analyses bactériologiques d'eaux (2e RAPPORT)

Les échantillons reçus le 19 juin 1904, glace complètement fondue ; pour cette raison je fais des réserves sur le résultat de la numération

LOCALITÉ	NUMÉRATION au CENTICURE	RECHERCHE DES ESPÈCES du groupe B. D'ÉBERTH ET B. COLI	AUTRES ESPÈCES	CONCLUSIONS
Creux-sous-Roche.	9.750	B. Coli abondant	B. fluorescent liquéfiant très abondant	Très contaminée.
Mamirolle, citerne en aval du cimetière	5.520	B. Coli en faible proportion	Nombreuses espèces liqué-fiantes	Contaminée.
Mamirolle, source Va-soncle	57.000	B. Coli	Espèces ordinaires des eaux avec fluorescent liquéft	Contaminée.
Mamirolle, citerne Car-ricand	7.850	B. Coli	B. violaceus, B. fluorescent liquéfiant	Contaminée.
Source du Grand Saône	1.314	B. Coli	B. fluorescens putridus, B. termo	Contaminée.
Source de la Vèze	950		Pas d'espèces suspectes	Bonne.

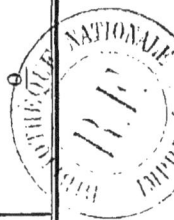

A Besançon, le 9 juillet 1904.

Dr MARÉCHAL.

BESANÇON, IMPRIMERIE J. MILLOT ET Ce